El libro de cocina completo de la dieta Dash en español / The complete Dash diet cookbook in Spanish

Tabla de contenido

El siguiente Book se presenta con la finalidad de proporcionar información lo más precisa y fiable posible. A pesar de esto, la compra de este Book puede considerarse como un consentimiento de que, tanto el editor como el autor de este libro, no son de ninguna manera expertos en los temas tratados en él y que cualquier recomendación o sugerencia que se haga en el presente documento, es sólo para fines de entretenimiento. Se deben consultar a los profesionales cuando sea necesario antes de emprender cualquiera de las acciones aquí aprobadas.

Esta declaración es considerada justa y válida tanto por la Asociación Americana de Abogados como por el Comité de la Asociación de Editores y es legalmente vinculante en todos los Estados Unidos.

Además, la transmisión, duplicación o reproducción de cualquiera de los siguientes trabajos, incluyendo información específica, se considerará un acto ilegal, independientemente de si se realiza por vía electrónica o impresa. Esto se extiende a la creación de una copia secundaria o terciaria de la obra o de una copia grabada y sólo se permite con el consentimiento expreso por escrito de la Editorial. Todos los derechos adicionales están reservados.

La información de las páginas siguientes se considera, en general, como un relato veraz y preciso de los hechos y, como tal, cualquier falta de atención, uso o mal uso de la información en cuestión por parte del lector, hará que las acciones resultantes queden exclusivamente bajo su responsabilidad. No hay escenarios en los que el editor o el autor original de este trabajo puedan ser considerados, de alguna manera, responsables por cualquier dificultad o daño que les pueda ocurrir después de haber realizado la información aquí descrita.

Además, la información de las páginas siguientes está destinada únicamente a fines informativos y, por lo tanto, debe considerarse como universal. Como corresponde a su naturaleza, se presenta sin garantía de su validez prolongada o de su calidad provisional. Las marcas registradas que se mencionan se hacen sin consentimiento por escrito y de ninguna manera pueden ser consideradas como un endoso del titular de la marca registrada.

Capítulo 1 - ¿Qué es la dieta Dash?

La dieta Dash es una de las dietas más recomendadas que existen en la actualidad. Según las noticias de EE. UU. y los informes mundiales, la dieta Dash es la dieta más saludable y la mejor dieta para tratar la diabetes cuatro años seguidos. Pero, ¿qué es la dieta Dash y cómo puede ayudarlo?

Dash significa enfoques dietéticos para detener la hipertensión. No es una de estas dietas fabulosas de un mes o seis meses que haces para perder algunas libras. Esta dieta es un enfoque de por vida para una vida más saludable y para prevenir la hipertensión (presión arterial alta) y todos los otros trastornos que pueden surgir de ella. A pesar de la variedad de alimentos permitidos por la dieta Dash, su énfasis en el tamaño de las porciones y los alimentos ricos en nutrientes puede reducir la presión arterial en unos pocos puntos en solo un par de semanas.

Al cambiar su dieta a alimentos integrales ricos en nutrientes, como granos enteros, vegetales, frutas, lácteos bajos en grasa, nueces, semillas y carnes magras, aves y pescado, puede reducir sus niveles de sodio de inmediato. La dieta estadounidense promedio consume hasta 3.400 mg de sodio al día, más de mil miligramos más de lo que sugieren las Pautas dietéticas para estadounidenses y casi dos mil miligramos más de lo que recomienda la American Heart Association. Eso significa que, en promedio, los estadounidenses consumen dos tercios más de sodio de lo recomendado; Estos niveles son insostenibles y dan lugar a enfermedades y trastornos. Esta es la razón por la cual la dieta Dash intenta evitar los alimentos procesados ricos en sodio y sugiere otros alimentos integrales ricos en vitaminas y minerales.

La dieta Dash alienta a una persona a comer alimentos que contienen minerales para ayudar a reducir la presión arterial, como el potasio, el calcio y el magnesio. Estos minerales se encuentran en todo tipo de verduras y frutas, así como en medios magros y granos enteros. Al reducir la presión arterial, la dieta Dash también puede ayudar a prevenir y tratar la osteoporosis, el cáncer, las enfermedades cardíacas, los accidentes cerebrovasculares y la diabetes.

Todo esto suena genial, ¿verdad? Bueno, cómo hacerlo a diario: la dieta rápida recomienda al menos seis a ocho porciones de granos enteros. Los granos proporcionan una buena fuente de fibra y son bajos en grasa. Luego, uno debe tener de cuatro a cinco porciones de frutas y verduras. Las frutas son una excelente fuente de potasio y magnesio y no tienen sodio; sin embargo, las frutas cítricas son algo que debes mirar. Reaccionan con ciertos medicamentos y pueden tener efectos nocivos, por lo que es inteligente hablar primero con su médico. Entonces debe haber dos o tres porciones de productos lácteos. Los lácteos son donde obtiene su calcio, vitamina D y proteínas. Finalmente, se supone que debe comer seis porciones de carnes magras al día. Tienen una gran cantidad de proteínas, hierro, zinc y vitamina B. Una cosa a tener en cuenta, si está cocinando aves de corral o carne de res, la grasa debe cortarse, y la carne debe hornearse o asarse en vez de freírlo en grasa.

Ahora que se han discutido las porciones de comida, necesitamos hablar sobre el alcohol. El alcohol no está prohibido en la dieta Dash, pero el consumo excesivo de alcohol puede conducir a una presión arterial más alta. De acuerdo con las Pautas dietéticas para los estadounidenses, los hombres deben limitarse a no más de una o dos bebidas al día, y las mujeres deben limitarse a menos; por lo tanto, si se toma en serio la dieta, dejar de beber todo junto podría ser su mejor opción.

En este momento, es plenamente consciente de lo que está consumiendo en lo que respecta a la dieta Dash y los beneficios que conlleva seguir la dieta. Todo lo que necesita ahora son las herramientas para poner la teoría a trabajar. En los siguientes capítulos, recibirá algunas recetas para el desayuno, el almuerzo y la cena que son deliciosas, nutritivas y que están en total conformidad con la dieta Dash. ¡Buena suerte y feliz dieta!

Capítulo 2 - Recetas para el desayuno con la dieta Dash

Pizza De Frutas para el Desayuno

Esta receta es divertida de preparar en la mañana que comienza el día con una gran porción de fruta. El método tarda quince minutos en prepararse con tres minutos de tiempo de cocción y producirá dos porciones.

Información nutricional

- Proteína: 6 gramos
- Carbohidratos netos: 6.2 gramos
- Grasa total: 37,5 gramos
- Calorías: 462

Que utilizar

- Dos frambuesas
- Un cuarto de taza de arándanos
- Media taza de moras
- Media taza de fresas cortadas
- Tres kiwis cortados
- Media cucharadita de extracto puro de vainilla
- Una o dos cucharaditas de miel
- Siete onzas de queso crema
- Dos pitas de pan plano de trigo integral

Qué hacer

- Asegúrese de que su horno esté configurado a 400 grados Fahrenheit.
- Coloque las dos pitas de pan plano de trigo integral en el horno y tuéstelas a su gusto.

- Coloque las pitas de pan plano tostado en el mostrador para que se enfríen.
- Unte el queso crema sobre el pan plano de manera uniforme.
- Rocíe un poco de miel sobre el queso crema para agregar un poco de edulcorante.
- Agregue un toque de vainilla al queso crema para darle un agradable sabor dulce.
- Ahora, agregue la fruta. Arriba, se recomiendan kiwis, fresas, moras y arándanos, pero siéntase libre de agregar cualquier fruta que le resulte agradable. Otras opciones son manzanas, plátanos y duraznos.

Pan francés de la Dieta Dash

¿A quién no le gustan las tostadas francesas? La dieta Dash tiene una excelente tostada francesa con puré de manzana que derretirá sus papilas gustativas. Y, ¿qué mejor manera de hacerlo más saludable que usar claras de huevo en lugar de huevos completos o mezcla de masa? ¡Esto proporcionará un desayuno bajo en grasa sin poner en peligro la proteína, el potasio y el magnesio que necesita para mantenerse saludable! Esta receta tomará veinte minutos y producirá una porción.

Información nutricional

- Proteína: 8 gramos
- Calcio: 100 miligramos
- Sodio: 220 miligramos.
- Fibra: 2 gramos
- Carbohidratos: 27 gramos.
- Grasas saturadas: .5 gramos
- Grasa total: 3 gramos
- Calorías: 150

Que utilizar

- Seis rebanadas de pan integral
- Un cuarto de taza de compota de manzana
- Dos cucharadas de azúcar blanca
- Una cucharadita de canela
- Media taza de leche descremada
- Cuatro claras de huevo

Qué hacer

- Tome un tazón grande para mezclar.
- En el tazón, coloque el puré de manzana, el azúcar, la canela, la leche descremada y cuatro claras de huevo y mezcle bien.
- Una vez que la mezcla se haya mezclado lo suficiente, remoje el pan integral una rebanada a la vez.
- Engrase ligeramente una sartén y encienda la estufa a fuego medio.
- Coloque las rodajas de trigo integral empapadas en la sartén y cocine hasta que estén doradas por ambos lados.
- Saque la tostada francesa de la sartén y colóquela en un lugar.
- Sirva con cualquier fruta que le gustaría comer en el desayuno.

Muesli de bayas mixtas

Para obtener el resultado más óptimo, comience su muesli de bayas mixtas la noche anterior para permitir que los ingredientes se marinen. Este plato no solo incluye Omega 3 y antioxidantes, también contiene una excelente fuente de fibra; y, sin lugar a dudas, lo mantendrá satisfecho hasta la hora del almuerzo en el trabajo. Esta receta, incluido el tiempo de marinado, tomará de seis a doce horas y producirá cuatro porciones.

Información nutricional

- Calcio: 100 miligramos
- Sodio: 45 miligramos.
- Fibra: 3 gramos
- Proteína: 6 gramos
- Carbohidratos: 27 gramos.
- Grasas saturadas: 1 gramo
- Grasa total: 5 gramos
- Calorías: 170

Qué utilizar

- Un cuarto de taza de nueces tostadas y picadas
- Media taza de arándanos congelados
- Media taza de manzanas picadas
- Media taza de fruta seca, posiblemente dátiles, albaricoques o pasas
- Media taza de leche descremada
- Una pizca de sal
- Una taza de yogurt de frutas
- Una taza de avena enrollada a la antigua

Qué hacer

- Asegúrese de tener un tazón mediano para mezclar.
- Agregue la sal, la leche descremada, el yogur de frutas, las nueces picadas y la avena arrollada al tazón y mezcle bien.
- Coloque la mezcla en un recipiente de plástico, cúbrala y colóquela en el refrigerador durante seis a doce horas, esto espesa la mezcla.
- Por la mañana, retire del refrigerador y agregue la fruta fresca y seca.
- Mezcle suavemente todo junto.

- Tome una cuchara de helado y sirva cada cucharada en platos pequeños.

Barra de granola casero

Esta receta es perfecta para la persona que siempre está en movimiento. Puede ser una persona de negocios motivada o una estadía en casa donde mamá o papá, necesita asegurarse de que sus hijos obtengan todos los nutrientes necesarios mientras llegan a la escuela a tiempo. Esta barra de granola de la dieta Dash aportará un impulso de energía, pero no incluirá el contenido de azúcar que se encuentra en la versión comprada en la tienda. Esta receta tomará una hora y media y hará seis porciones.

Información nutricional

- Proteína: 9 gramos
- Fibra: 2.5 gramos
- Grasa total: 2.2 gramos
- Calorías: 180

Que utilizar

- Una cucharadita de extracto puro de vainilla
- Media taza de miel
- Un cuarto de taza de tomillo fresco
- Media taza de aceite de oliva virgen extra
- Media taza de semillas de sésamo
- Una taza de fruta seca: posibles pasas, albaricoques o arándanos
- Una taza de nueces picadas mezcladas: pueden ser pistachos, nueces, avellanas, almendras, anacardos y nueces
- Media taza de semillas de girasol tostadas saladas
- Dos tazas y media de avena arrollada

- Una pizca de sal

Qué hacer

- Antes de hacer nada, precaliente el horno a trescientos grados Fahrenheit.
- Tome su bandeja para hornear y cúbrala con papel pergamino antiadherente.
- Con un tazón grande, tome las semillas de sésamo, frutos secos, nueces, semillas de girasol y avena y mézclelas.
- Tome una sartén y cúbrala con aceite de oliva y tomillo y deje que hierva a fuego medio alto.
- Una vez que el tomillo esté fragante, retírelo del fuego y deje que se infunda con el aceite, probablemente diez minutos. Después de que el aceite y el tomillo se hayan infundido, agregue la sal, el extracto de vainilla y la miel a la mezcla. Una vez combinado, vierta sobre la mezcla en el tazón grande.
- Extienda la granola sobre la bandeja para hornear de manera uniforme y colóquela en el horno. Hornee por 45-50 minutos. Deje enfriar las barras de granola antes de empacar en un recipiente hermético.

Capítulo 3 - Recetas para el almuerzo con la dieta Dash

Ensalada cítrica

Una ensalada siempre es una buena opción para almorzar. Te llenará, pero no te pesará. Esta mezcla particular es una excelente fuente de vitamina A y C, ácido fólico y potasio. El tiempo de preparación para esta receta es aproximadamente media hora, pero puede acortar ese tiempo usando naranjas y toronjas ya en rodajas. Esta receta producirá cuatro porciones.

Información nutricional

- Sodio: 11 miligramos
- Grasa total: 10 gramos
- Fibra: 3 gramos
- Carbohidratos: 17 gramos
- Proteína: 2 gramos
- Calorías: 166

Qué utilizar

- Dos cucharadas de piñones
- Cuatro tazas de verduras de primavera
- Una cucharada de vinagre balsámico
- Dos cucharadas de aceite de oliva.
- Dos cucharadas de jugo de naranja
- Una toronja roja
- Dos naranjas

Qué hacer

- Rebane las naranjas, si aún no están en rodajas, sobre el tazón y deje que el jugo caiga en el tazón; deseche las semillas si es necesario.

- Repita este proceso con la toronja.
- En un segundo tazón, mezcle el jugo de naranja, el aceite de oliva y el vinagre.
- Vierta esta mezcla sobre la fruta y revuelva suavemente.
- Tome las verduras de primavera y sepárelas en tazones de proporciones uniformes.
- Cubra las verduras de primavera con las frutas y el aderezo. Deje que se remoje por un segundo antes de completarlo con los piñones.

Wrap de ensalada con pollo Buffalo

Otra alternativa sólida a la ensalada es wraps saludables y sándwiches. El pollo Buffalo es el favorito de todos, por lo que tiene sentido que sea parte de las recetas de la dieta Dash. Además, esta es una excelente manera de utilizar el pollo sobrante de la noche anterior. Dependiendo de si está usando pollo o sobras nuevas, esta receta debería tomar de 20 a 45 minutos y producirá cuatro porciones.

Información nutricional

- Grasa total: 8 gramos
- Proteína: 31 gramos
- Colesterol: 76 miligramos
- Sodio: 367 miligramos.
- Fibra: 5 gramos
- Carbohidratos: 26 gramos.
- Calorías: 300

Qué utilizar

- Dos tortillas integrales
- Cuatro onzas de espinacas, en rodajas

- Media taza de colinabo en rodajas finas u otro vegetal de raíz
- Una cebolla amarilla pequeña, cortada en cubitos
- Dos zanahorias, cortadas en cubitos
- Un cuarto de taza de mayonesa baja en calorías
- Un cuarto de taza de vinagre de vino blanco
- Dos pimientos chipotle enteros
- Cuatro onzas de pechuga de pollo

Qué hacer

- Si elige no usar las sobras o un pollo asado, precaliente el horno a 375 grados Fahrenheit o encienda la parrilla.
- Freír, asar a la parrilla u hornear el pollo durante diez minutos por cada lado o hasta que esté completamente cocido.
- Coloque el pollo en el mostrador para que se enfríe y luego córtelo en trozos pequeños.
- Con una licuadora, mezcle la mayonesa, el vinagre de vino blanco y los pimientos chipotle y mézclelos para hacer un puré.
- En un tazón grande, vierta el pollo y todos los ingredientes además de las espinacas y las tortillas y mezcle bien.
- Divida las espinacas y la mezcla de manera uniforme en cada tortilla, envuélvalas y córtelas por la mitad antes de servir.

Sloppy Joes

Todos, en un momento u otro, han comido Sloppy Joe. Tanto si te gustan como si no, son parte de una dieta totalmente estadounidense, y su cónyuge, hijos o familiares querrán comerlos de vez en cuando; Entonces, ¿por qué no hacerlos saludables? La dieta Dash tiene una excelente versión reducida en sodio de Sloppy Joes que tomará 30 minutos y preparará seis porciones.

Información nutricional

- Proteína: 19 gramos
- Azúcares: 10 gramos
- Fibra: 4 gramos
- Carbohidratos: 28 gramos.
- Sodio: 203 gramos
- Colesterol: 49 miligramos
- Grasa total: 9 gramos
- Calorías: 251

Qué utilizar

- Tamaño bollos de hamburguesa de trigo integral
- Una lata y media de sopa de tomate con bajo contenido de sodio: cada taza será de 10.75 onzas
- Un pimiento verde grande, en rodajas
- Una cebolla grande, en rodajas
- Una libra de carne molida magra

Qué hacer

- Con una sartén antiadherente, fríe la cebolla, el pimiento y la carne molida magra durante unos 10 minutos, o hasta que la carne y las verduras estén cocidas.
- Drene la grasa de la sartén con cuidado; intente sacarlo todo antes de continuar.
- Vierta la sopa de tomate sobre la mezcla y revuelva.
- Una vez que la sopa de tomate comience a hervir, reduzca el fuego y deje hervir a fuego lento durante al menos 10 minutos.

- Divida la "mezcla" en cada pan integral de manera uniforme y sirva de inmediato.

Pizza Fácil para Dos

La pizza no es una comida promedio a la hora del almuerzo, a menos que esté comiendo una porción en la pizzería local. Sin embargo, si está dispuesto a dedicar el tiempo la noche anterior, esta receta vale la pena. Es fácil y rápido y puede proporcionar dos porciones. Todo lo que necesita son 15-20 minutos la noche anterior, y usted o sus hijos serán la envidia de la cafetería.

Información nutricional

- Proteína: 8 gramos
- Azúcares: 8 gramos
- Fibra: 6 gramos
- Carbohidratos: 26 gramos.
- Sodio: 296 miligramos.
- Colesterol: 1 miligramo
- Grasa total: 5 gramos
- Calorías: 163

Qué utilizar

- Dos cucharadas de albahaca recién cortada
- Un cuarto de taza de mozzarella descremada baja en grasa
- Cuatro trozos cortados de pimiento rojo, un cuarto de pulgada de ancho
- Dos rodajas de cebolla, un cuarto de pulgada de ancho
- Un pan plano de trigo integral listo para usar, de aproximadamente diez pulgadas de diámetro
- Media taza de salsa de tomate gruesa baja en sodio

Qué hacer

- Comience precalentando el horno a 350 grados Fahrenheit.
- Con una bandeja de pizza redonda, cúbrala con una capa ligera de aceite en aerosol.
- Coloque el pan plano sobre la bandeja de pizza.
- Abra la lata de salsa de tomate gruesa baja en sodio y extiéndala uniformemente sobre el pan plano.
- Antes de agregar el queso, coloque la albahaca, el pimiento y la cebolla sobre la superficie de la pizza. Luego extiende el queso de manera uniforme sobre la pizza.
- Una vez que se haya preparado la pizza, coloque el molde para pizza dentro del horno y cocínelo durante 5-7 minutos, o hasta que el queso esté dorado.
- Deje que la pizza se enfríe durante 5 minutos antes de servir.

Batido de proteínas con alto contenido calórico

Este batido de proteínas es rico en calorías y seguramente te llenará a la hora del almuerzo. No solo es muy abundante, es rápido de preparar y rápido de beber, lo que le permite aprovechar al máximo su hora de almuerzo. Si desea que tenga aún más calorías, agregue una cucharada de semillas de lino a la receta. Esta receta toma quince minutos y hará una porción.

Información nutricional

- Proteína: 32 gramos
- Azúcar: 53 gramos
- Fibra: 7 gramos
- Carbohidratos: 75 gramos.
- Sodio: 301 miligramos.
- Colesterol: 57 miligramos

- Grasa total: 20 gramos
- Calorías: 608

Qué utilizar

- Dos cucharadas de proteína en polvo
- Dos cucharadas de germen de trigo
- Una banana mediana, cortada en trozos
- Una taza de leche al dos por ciento
- Una taza de yogurt de vainilla

Qué hacer

- Tome la proteína en polvo, el germen de trigo, las rodajas de plátano, el dos por ciento de leche y el yogur y colóquelos en una licuadora.
- Mezcle todo hasta que esté suave o sea de su agrado.
- Viértalo en cualquier vaso portátil que planee beber y sirva de inmediato.

Capítulo 4 - Recetas de la cena de dieta Dash

Lasaña

La dieta Dash ha recreado este plato favorito italiano con menos sodio, menos grasa, menos calorías, pero con todo el sabor que conoce y ama. Al usar carne molida extra magra y queso bajo en grasa, puede estar a dieta y aún así amar este delicioso plato. Esta receta tomará una hora y 45 minutos y producirá ocho porciones.

Información nutricional

- Azúcares: 6 gramos
- Sodio: 500 miligramos.
- Grasa total: 13 gramos
- Fibra: 3.5 gramos
- Carbohidratos: 42 gramos.
- Colesterol: 44 miligramos
- Proteínas: 33 miligramos
- Calorías: 425

Qué utilizar

- Tres tazas de queso mozzarella rallado bajo en grasa
- Una taza de requesón bajo en grasa
- Tres cuartos de libra de fideos de lasaña cruda
- Tres tazas y media de agua
- Una lata, ocho onzas, de salsa de tomate sin sal
- Una lata, seis onzas, de pasta de tomate sin sal
- Tres cuartos de cucharadita de ajo en polvo
- Tres cuartos de cucharadita de orégano
- Una cucharadita y media de albahaca seca
- Una cebolla, en rodajas
- Una libra de carne molida extra magra

Qué hacer

- Cubra ligeramente una bandeja para cocinar 10-14 con aceite en aerosol. Además, precaliente el horno a 325 grados Fahrenheit.
- Ahora, para la salsa, ponga una cacerola grande en la estufa y coloque la carne molida y la cebolla en ella y cocine hasta que la salsa esté dorada.
- Una vez que estén doradas, escurra la sartén y luego agregue el agua, la salsa de tomate, la pasta de tomate, el ajo en polvo, el orégano y la albahaca y revuelva hasta que hierva. Reduzca el fuego y cocine a fuego lento durante 10 minutos.
- En la sartén, coloque media taza de la mezcla en el fondo.
- Encima de la mezcla, coloque una capa de fideos de lasaña cruda y luego agregue otra capa de la mezcla, así como una taza de queso mozzarella y un tercio de una taza de queso cottage.
- Repita este proceso hasta que todo se haya agotado.
- Coloque papel de aluminio sobre la lasaña y póngalo en el horno.
- Hornee la lasaña durante una hora y quince minutos o hasta que el queso esté dorado
- Deje enfriar la lasaña antes de servir.

Estofado de ternera con hinojo y chalotes

Cuando se trata de sopa, el estofado de carne es una de las sopas más sabrosas que puedes hacer. Abundante tiende a significar pesado, por lo que la dieta rápida ha encontrado una manera de eliminar algunas de las calorías y el sodio, al tiempo que conserva todas las cosas buenas. Esta receta solo te tomará aproximadamente 2 horas y hará hasta 6 porciones de estofado de ternera.

Información nutricional

- Grasa total: 8 gramos
- Proteína: 21 gramos
- Colesterol: 48 miligramos
- Sodio: 185 miligramos.
- Fibra: 4,5 gramos
- Carbohidratos: 22 gramos.
- Calorías: 244

Qué utilizar

- Una tercera taza de perejil fresco de hoja plana finamente picado
- Tres hongos Portobello, limpios y cortados en trozos de una pulgada
- Dieciocho cebollas pequeñas hirviendo, aproximadamente diez onzas de peso total reducidas a la mitad
- Cuatro papas grandes de piel roja, peladas y cortadas en trozos de una pulgada
- Cuatro zanahorias grandes, peladas y en rodajas
- Tres tazas de caldo de verduras sin sal
- Una hoja de laurel
- Dos ramitas frescas de tomillo
- Tres cuartos de cucharadita de pimienta negra molida
- Tres chalotes grandes, en rodajas
- Medio bulbo de hinojo, recortado y en rodajas finas
- Dos cucharadas de aceite de oliva.
- Una libra de carne de estofado de res magra deshuesada: corte la grasa y córtela en cubos de media pulgada
- Tres cucharadas de harina para todo uso

Qué hacer

- Comience colocando la harina en un lugar y enrolle los cubos de carne en la harina.
- Luego, usando una cacerola grande, vierta el aceite y caliente a fuego medio.
- Una vez que la carne esté enharinada, colóquela en la cacerola y cocine hasta que esté dorada por todos lados.
- Retire la carne y deje cocinar en otro lugar.
- Sin cambiar la temperatura, coloque los chalotes y el hinojo en la sartén y cocine hasta que estén de color marrón claro.
- Agregue la hoja laurel, las ramitas de tomillo y una cuarta parte de la pimienta a la mezcla y deje cocinar por un minuto o dos.
- Ahora, vuelva a agregar la carne a la sartén con el caldo de verduras y hierva la mezcla. Después, reduzca el calor y cúbralo mientras hierve a fuego lento. Déjelo así durante 45 minutos.
- Una vez que la carne esté tierna, agregue los champiñones, cebollas, papas y zanahorias.
- Revuelva la mezcla y deje hervir a fuego lento durante otros 30 minutos.
- Saque la hoja de laurel y las ramitas de tomillo del estofado y agregue el perejil y la pimienta restante.
- Servir inmediatamente.

Hamburguesa de champiñones Portobello a la parrilla

Una cena común entre los estadounidenses es la buena hamburguesa a la antigua; sin embargo, las hamburguesas pueden ser muy altas en grasas y perjudiciales para la presión arterial. Un hongo Portobello es el sustituto perfecto de la hamburguesa y no tiene grasa ni colesterol. Esta receta de hamburguesas de hongos Portobello solo debe tomar una hora y cuarenta y cinco minutos y producirá cuatro porciones.

Información nutricional

- Azúcares: 3 gramos
- Grasa total: 9 gramos
- Proteína: 10 gramos
- Colesterol: 0 miligramos
- Sodio: 163 miligramos
- Fibra: 7 gramos
- Carbohidratos: 45 gramos.
- Calorías: 301

Qué utilizar

- Dos hojas de lechuga romana, cortadas por la mitad
- Cuatro rodajas de cebolla roja
- Cuatro rodajas de tomate
- Cuatro panecillos integrales tostados
- Dos cucharadas de aceite de oliva.
- Un cuarto de cucharadita de pimienta de cayena
- Un diente de ajo, picado
- Una cucharada de azúcar
- Media taza de agua
- Una tercera taza de vinagre balsámico
- Cuatro grandes tapas de hongos Portobello, idealmente de cinco pulgadas de diámetro

Qué hacer

- Los hongos Portobello deben limpiarse y sus tallos deben retirarse y las tapas deben dejarse de lado.

- Ahora, en un tazón pequeño, el aceite de oliva, la pimienta de cayena, el ajo, el azúcar, el agua y el vinagre se deben mezclar y poner por encima las tapas de los champiñones.
- Las tapas deben colocarse en un recipiente de plástico, taparse y colocarse en el refrigerador para marinar durante una hora.
- Encienda la parrilla y cúbrala ligeramente con spray para cocinar, o encienda la estufa y cubra una sartén con la misma sustancia.
- Fríe o asa los champiñones a fuego medio, asegurándose de voltearlos con frecuencia. Por lo general, tomará cinco minutos en cada lado.
- Coloque los champiñones en su propio bollo y cubra con media hoja de lechuga, una rodaja de cebolla y una rodaja de tomate.
- Servir inmediatamente.

Pechugas de Pollo

Ahora que hemos cubierto los Sloppy Joes y las hamburguesas de hongos Portobello, es hora de hablar sobre hot dogs; y, más precisamente, salchichas. Si no ha comprado una buena bratwurst jugosa en un juego de béisbol, entonces se lo está perdiendo. Es por eso que la dieta Dash ha creado una versión mucho más saludable usando pollo en su lugar. Esta receta debería tomar aproximadamente una hora y media y preparará seis porciones.

Información nutricional

- Azúcares: 0 gramos
- Grasa total: 4 gramos
- Proteína: 18 gramos
- Colesterol: 48 miligramos

- Sodio: 92 miligramos.
- Fibra: 2 gramos
- Carbohidratos: 12 gramos.
- Calorías: 156

Qué utilizar

- Una cucharadita de semilla de apio
- Una cucharadita de semilla de mostaza molida
- Un cuarto de cucharadita de nuez moscada
- Una cucharadita de romero fresco picado
- Media cucharadita de pimienta de cayena
- Media cucharadita de pimienta blanca
- Una cucharadita de pimienta negra
- Una cucharadita de pimentón
- Una cucharadita de semillas de comino
- Dos cucharaditas de semillas de hinojo
- Una libra de pechuga de pollo molida
- Una taza de arroz integral cocido
- Media cucharadita de aceite de canola
- Cuatro dientes de ajo picado
- Una taza de cebolla amarilla picada

Qué hacer

- En una sartén, saltee el aceite de canola, el ajo y la cebolla hasta que estén dorados.
- Coloque la cebolla y el ajo dorados en el arroz cocido y mezcle todas las otras hierbas y especias con la pechuga de pollo molida.
- Deje marinar la mezcla en la nevera durante aproximadamente una hora.
- Precaliente el horno a 350 grados Fahrenheit.

- Retire del refrigerador y enrolle la mezcla en forma de salchicha y colóquela en una bandeja para cocinar.
- Hornee en el horno durante unos 5-10 minutos, o hasta que esté cocido.
- Deje enfriar las salchichas antes de servir

Filete de Lomo de Cerdo Asiático

Para los amantes de la comida asiática, saben que mucha de la comida está empapada en sodio; por lo tanto, la dieta Dash recomienda no acercarse a ella. Pero, afortunadamente para usted, la dieta Dash ha tomado en cuenta sus deseos y ha creado este delicioso Filete de Lomo al estilo asiático solo para usted. La mejor parte de este plato es que solo lleva cuarenta y cinco minutos cocinarlo y le proporcionará cuatro porciones, por lo que es ideal para una fiesta o una cena.

Información nutricional

- Azúcares: 0 gramos
- Grasa total: 16 gramos
- Proteínas: 26 gramos
- Colesterol: 61 miligramos
- Sodio: 57 miligramos
- Fibra: 0 gramos
- Carbohidratos: un rastro
- Calorías: 248

Qué utilizar

- Una libra de lomo de cerdo, cortado en cuatro porciones iguales
- Una cucharada de aceite de semilla de sésamo
- Una octava parte de una cucharadita de canela molida
- Un cuarto de cucharadita de comino molido

- La mitad de una cucharadita de semillas de apio
- Una octava parte de una cucharadita de pimienta de cayena
- Una cucharadita de cilantro molido
- Dos cucharadas de semillas de sésamo

Qué hacer

- Precaliente el horno a cuatrocientos grados Fahrenheit.
- Mientras el horno se precalienta, engrase una bandeja para hornear con aceite en aerosol.
- Saque una sartén y fría a fuego lento las semillas de sésamo mientras revuelve bien.
- Después de uno o dos minutos, o cuando las semillas de sésamo estén doradas, retire las semillas del fuego y póngalas a un lado.
- En un tazón grande, coloque las semillas de sésamo tostadas, el aceite de semilla de sésamo, la canela, el comino, la semilla de apio, la pimienta de cayena y el cilantro en el interior y revuelva hasta que se mezcle uniformemente.
- Usando la fuente para hornear preparada, coloque el Filete de Lomo encima y separe de manera uniforme.
- Use un cepillo para untar el Filete de lomo, en ambos lados, con la mezcla.
- Coloque la bandeja para hornear dentro del horno y deje hornear durante unos quince minutos o hasta que ya no estén rosados. Saque el Filete de lomo y sírvalo con una guarnición de inmediato.

Chile de pollo blanco

El chile es otro plato favorito que a menudo sale con demasiado sodio. Si le encanta el chile, pero no quiere comerlo con todo ese sodio, intente hacer esta increíble receta de la dieta Dash. Satisfará ese deseo sin toda la sal. Esta receta dura cuarenta y cinco minutos y le proporcionará ocho porciones.

Información nutricional

- Proteína: 19 gramos
- Azúcar total: 4 gramos
- Fibra: 6 gramos
- Carbohidratos: 25 carneros
- Sodio: 241 miligramos.
- Colesterol: 27 miligramos
- Grasa total: 4 gramos
- Calorías: 212

Qué utilizar

- Tres cucharadas de cilantro picado
- Ocho cucharadas de queso rallado Monterey Jack
- Una cucharadita de pimienta de cayena
- Una cucharadita de orégano seco
- Una cucharadita de comino molido
- Dos cucharaditas de chile en polvo
- Dos dientes de ajo picados
- Un pimiento rojo mediano, en rodajas
- La mitad de un pimiento verde mediano, en rodajas
- Cuatro tazas de caldo de pollo bajo en sodio
- Una lata de tomates picados bajos en sodio
- Dos latas de frijoles blancos bajos en sodio
- Una lata de pollo blanco

Qué hacer

- Tome una olla grande y coloque el caldo de pollo, los tomates y el pollo dentro.
- Lleve la mezcla a ebullición y luego cúbrala para que hierva a fuego lento.
- Mientras la mezcla hierve a fuego lento, tome una sartén antiadherente, cúbrala con aceite en aerosol y agregue el ajo, los pimientos y las cebollas.
- Freír las verduras hasta que estén doradas o de su agrado.
- Agregue el contenido de la sartén a la olla.
- Agregue la pimienta de cayena, el orégano, el comino y el chile en polvo y cubra la mezcla nuevamente.
- Eleve el fuego a medio y deje hervir a fuego lento durante unos diez minutos más.
- Sirva el chile en tazones y sirva de inmediato.
- Use cilantro solo como guarnición.

Capítulo 5 - Recetas para postre con la dieta Dash

Pastel de Chocolate con Tofu

El pastel de chocolate representa casi el 90 por ciento de todos los menús de postres, por lo que la dieta Dash tenía que tener una resolución para todas esas calorías. Ahora, el tofu y el chocolate pueden sonar extraños, pero son mucho más saludables y el sabor hablará por sí solo. Esta receta solo debe tomar una hora y media y proporciona 16 porciones.

Información nutricional

- Proteína: 2.9 gramos
- Carbohidratos: 35.8 gramos
- Sodio: 267.3 miligramos
- Colesterol: 0 miligramos
- Calorías: 190

Qué utilizar

- Un cuarto de taza de agua
- Un bloque de 300 gramos de postre suave tofu
- Una caja de mezcla de pastel de chocolate súper húmeda

Qué hacer

- Precaliente el horno a 400 grados Fahrenheit.
- Usando una licuadora, mezcle el tofu y la mezcla para pastel.
- Una vez que estos dos se hayan mezclado lo suficiente, agregue el agua y mezcle nuevamente hasta que quede suave.

- Tome la mezcla y viértala en una fuente para horno. Esta mezcla también puede hacer magdalenas.
- Cocine la mezcla según las especificaciones de la caja de mezcla del pastel de chocolate.
- Deje enfriar el pastel antes de servir.

Tarta de queso con arándanos, baja en grasa y sin azúcar

Luego del pastel de chocolate, el pastel de queso es el otro gran no-no cuando las personas comienzan una dieta. La dieta Dash ha hecho todo lo posible para que cada tipo de alimento esté disponible para sus usos y el pastel de queso sí que figure en la lista. Esta es una receta maravillosa de tarta de arándanos sin azúcar y baja en grasa que te tomará 3 horas y hará ocho porciones.

Información nutricional

- Proteína: 5.6 gramos
- Fibra: 1,4 gramos
- Carbohidratos: 34.9 gramos
- Sodio: 531.8 miligramos
- Colesterol: 2.4 miligramos
- Grasa total: 7.2 gramos
- Calorías: 346,2

Qué utilizar

- Dos tazas de arándanos: también puede ser cualquier fruta que desee en su tarta de queso
- Dos tazas de leche descremada
- Dos paquetes de mezcla para budín de pastel de queso sin azúcar y sin grasa
- Un contenedor de cubierta de postre, batido sin grasa
- Una cáscara de pastel de galleta Graham

Qué hacer

- Tome un tazón grande y vierta ambas cajas de mezcla de budín de tarta de queso sin grasa en el tazón.
- Tome las dos tazas de leche descremada y mézclelas hasta obtener una sustancia suave.
- Tome la mitad de la mezcla y viértala en el molde para pastel de galletas Graham.
- Tome la mitad de los arándanos, o cualquier fruta que elija, y extiéndala alrededor de la mezcla de budín. Asegúrsese de presionar la fruta en ella.
- Vierta el resto de la mezcla sobre la fruta y extiéndala uniformemente.
- Tome el resto de los arándanos y espolvoree encima del pastel.
- Refrigere el pastel por dos horas o hasta que se haya solidificado. Puede servir inmediatamente después.

Brownies de refrescos de dieta

Otro clásico absoluto de los postres son los brownies. Ya sea para una cena, horneado navideño o simplemente un bocadillo dulce en la casa, los brownies seguramente serán un éxito. Estos brownies de refresco de dieta solo toman 25 minutos, hacen 12 porciones, y son fáciles, baratos y mucho mejores para usted que los brownies normales.

Información nutricional

- Proteína: 1.3 gramos
- Fibra: 0 gramos
- Carbohidratos: 138.3 miligramos
- Sodio: 138.3 miligramos
- Colesterol: 0 miligramos
- Grasa total: 1.8 gramos

- Calorías: 114

Qué utilizar

- Media lata de su refresco dietético favorito
- Una caja de mezcla de brownie comprada en la tienda

Qué hacer

- Precaliente el horno a 350 grados Fahrenheit.
- En lugar de usar el agua, el aceite y los huevos que normalmente se usan para hacer brownies, vierta la mitad de la lata de su refresco favorito en un tazón para mezclar.
- Luego, agregue la caja de mezcla de brownie al tazón.
- Antes de colocar la mezcla en una bandeja para hornear, engrase primero el molde.
- Coloque la mezcla en la bandeja para hornear y luego cocine durante veinte minutos.
- Dejar enfriar antes de servir.

Mini Bocaditos De Calabaza

Para todos los amantes de la calabaza, este postre es para ustedes. Pero, incluso si no les gustan las especias de calabaza, esta receta es una excelente alternativa al pastel de calabaza en Acción de Gracias. Los niños de la familia adorarán los bocados rápidos en lugar de los pedazos de pastel. Esta receta tomará alrededor de dos horas y creará 65 porciones.

Información nutricional

- Proteína: .2 gramos
- Fibra: 3,3 gramos
- Carbohidratos: 3.3 gramos
- Sodio: 16.9 miligramos

- Colesterol: 0 miligramos
- Calorías: 17.4

Qué utilizar

- Sesenta y cinco obleas de vainilla reducidas en grasa
- Pizca de jengibre molido
- Un palito de clavo molido
- Una octava parte de una cucharadita de canela
- Dos porciones de budín de vainilla sin grasa
- Media taza de postre batido sin grasa
- Media taza de calabaza enlatada

Qué hacer

- Tome las especias, la calabaza enlatada y el budín de vainilla y mezcle todo bien en un tazón.
- Tome el postre batido y mézclelo en la mezcla.
- Coloque la mezcla en una bolsa de plástico y apriétela para que llene el fondo de la bolsa. Luego, sujete una de las esquinas de la bolsa para verterla fácilmente.
- Coloque las obleas en una bandeja para galletas y exprima la mezcla de manera uniforme en cada oblea.
- Deje enfriar las obleas en el refrigerador durante una hora y media o hasta que estén sólidas.
- Puedes servir de inmediato.

¡Quiero felicitarle por llegar al final del libro de cocina completo de la dieta Dash!

Made in the USA
Las Vegas, NV
05 March 2023